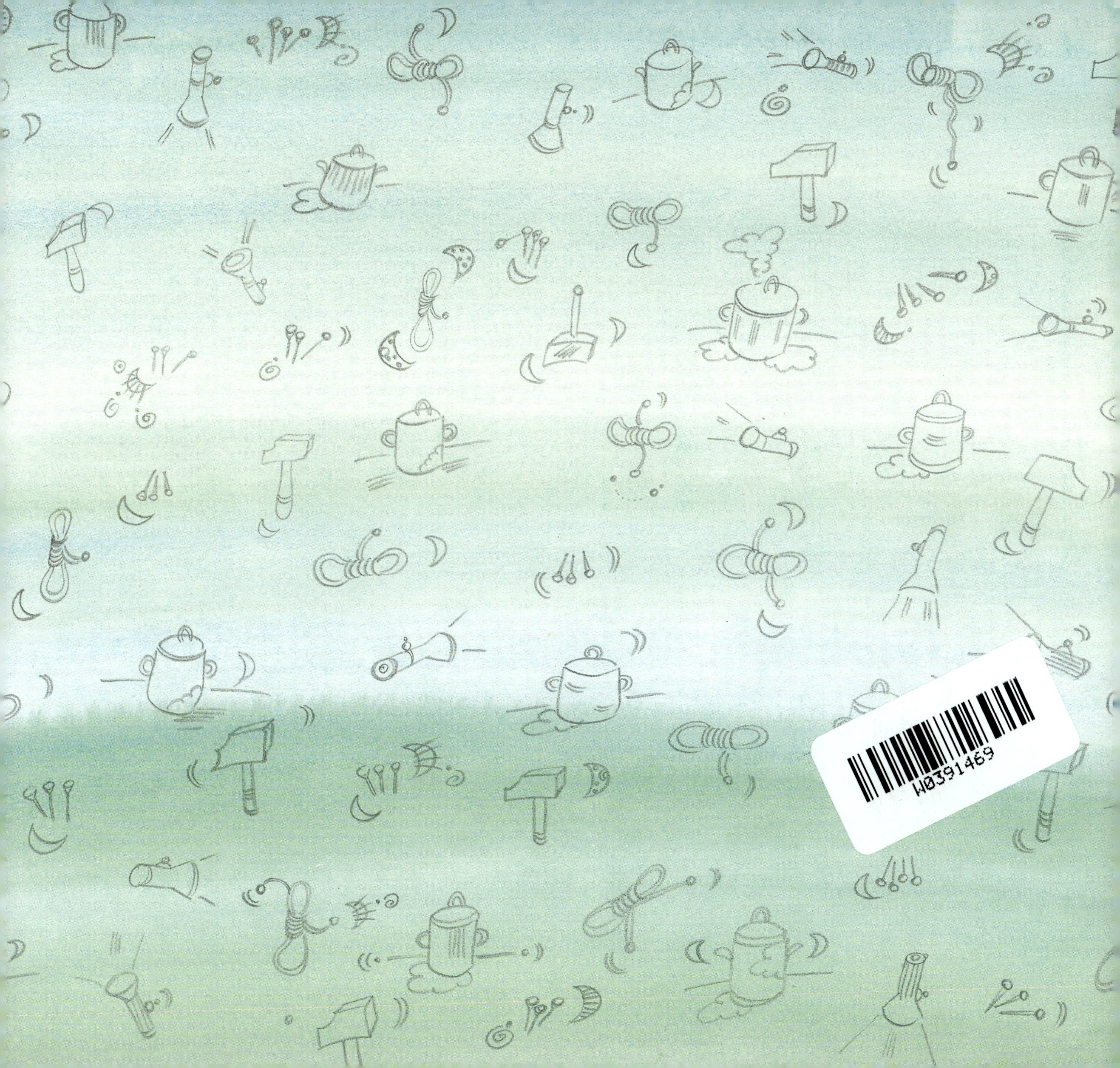

Gesetzt nach den Regeln der neuen deutschen Rechtschreibung.

A-1220 Wien, Biberhaufenweg 100/38
Illustration: Christiane Nöstlinger
Schrift: Futura Book

Druck und Bindung: Druckerei Theiss GmbH, A-9400 Wolfsberg
ISBN: 3-85191-160-1
2. Auflage
99 09 26 / 50 /2

CHRISTINE NÖSTLINGER

WILLI UND DIE ANGST

Bilder von Christiane Nöstlinger

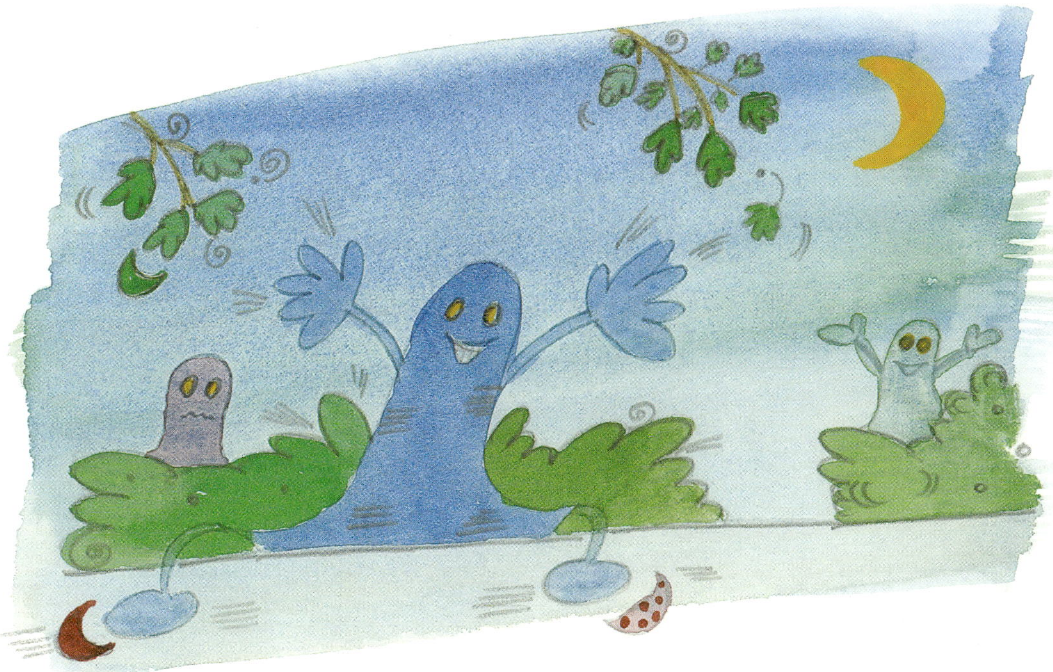

DachsVerlag

Es war einmal ein kleiner Willi,
der hatte zwei große Probleme:

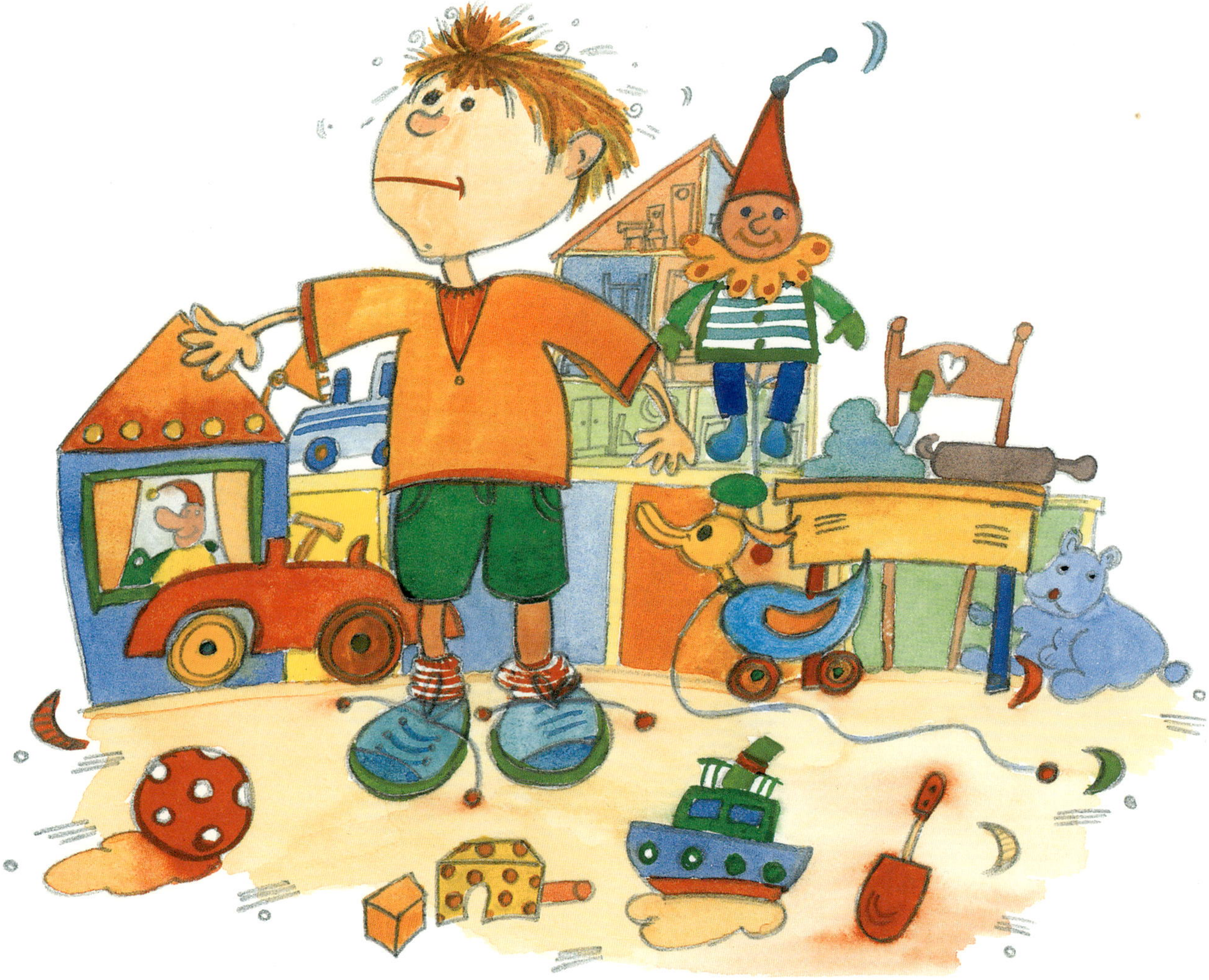

Das eine Problem war:
er bekam jeden Abend Angst.
Und war die rabenschwarze
Nacht dann da, war seine Angst
entsetzlich groß.
Dann klopfte sein Herz rasend
schnell, im Hals würgte es ihn,
seine Hände zitterten,
seine Knie schlotterten.
Und im Bauch wurde ihm so kalt,
als hätte er tausend Eiswürfel
geschluckt.

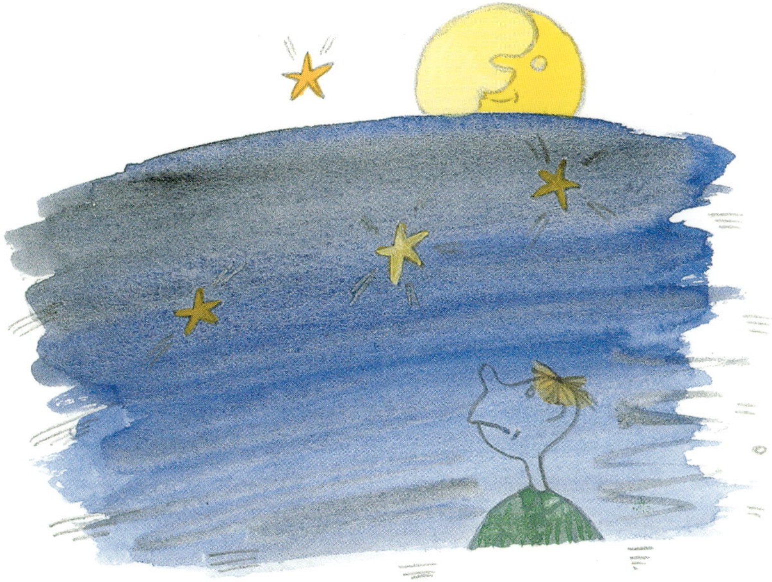

Wovor der Willi in der Nacht
so große Angst hatte?
Genau wusste er das selbst nicht.
Wenn die große Angst in ihm hockte,
konnte er nicht darüber nachdenken.
Dann konnte er nämlich überhaupt nicht
richtig denken.
Da spürte er nur:
Irgendwo im Dunklen lauert etwas,
und das ist unheimlich böse
und gemein
und will mir etwas antun!

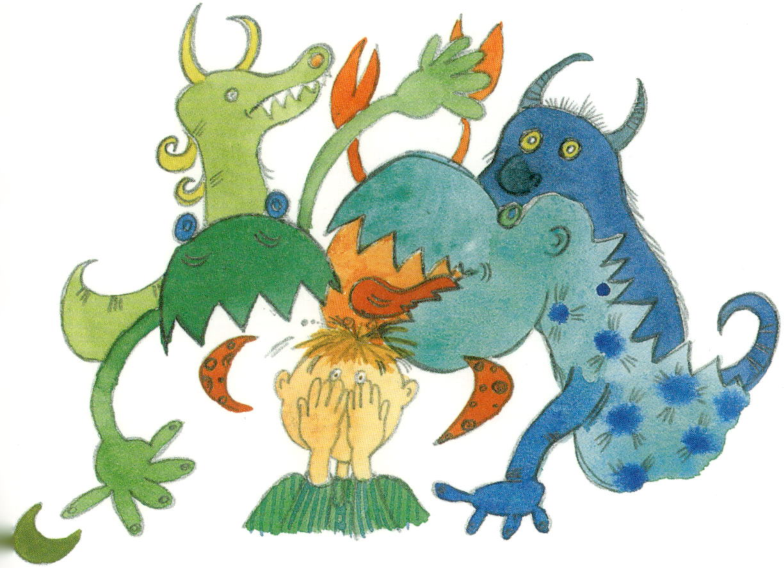

Das andere Problem
vom kleinen Willi war:
Er schwindelte seiner Mama und
seinem Papa einen Willi vor,
der nie Angst hatte,
der sich vor nichts fürchtete.
Und vor der rabenschwarzen
Nacht schon gar nicht!
Weil sich der Willi nämlich
ganz sicher war:
Nur Babys dürfen Angst haben!
Wer sechs Jahre alt ist,
und dazu noch ein Bub,
und immer noch Angst hat,
der wird für dumm gehalten,
der wird von allen ausgelacht!
Der Willi wollte nicht,
dass man ihn für dumm hält!
Und auslachen wollte er sich
schon gar nicht lassen!
Seine Angst geheim zu halten,
fiel dem Willi aber nicht leicht,
das war Schwerarbeit!

Da sagte am Abend die Mama zu ihm:
„Willi, der Supermarkt sperrt
gleich zu. Sei lieb, lauf runter,
um sechs Eier, vier Semmeln
und einen Liter Milch!"
Der Willi hätte seiner Mama
wirklich sehr gern die sechs Eier,
die vier Semmeln
und den Liter Milch geholt!
Aber draußen war es schon dunkel,
und um zum Supermarkt zu kommen,
hätte er an dem kleinen Park
vorbeilaufen müssen.

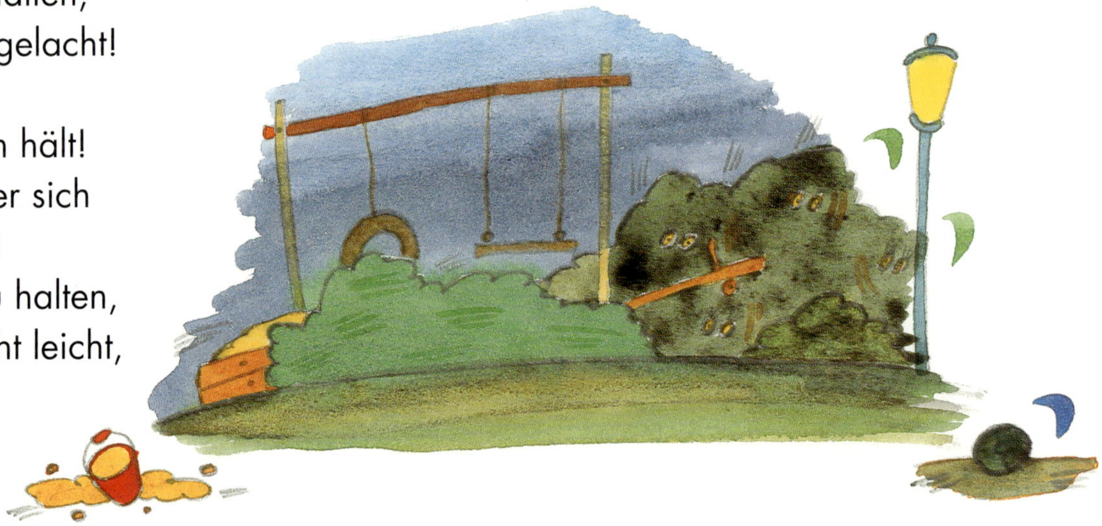

Stockfinster war es da zwar nicht.
Da standen Laternen,
die Parkmauer entlang.
Aber die Laternen machten
die Sache nur noch schlimmer!
Weil die Kastanienbäume und
Fliederbüsche und Rosensträucher
im matten Licht der Laternen
irrsinnig unheimlich ausschauten,
ganz anders als im hellen
Sonnenschein!
Und der Kletterturm und die Rutsche
auf dem Kinderspielplatz, den man
von der Straße aus sehen konnte,
sahen im Laternenlicht überhaupt
wie riesige, abscheuliche Monster aus!

Einmal hatte der Willi versucht,
am Abend am Park vorbei
zum Supermarkt zu gehen.
Aber er war nur ein paar Meter
weit gekommen.
Dann hatte er ein ganz merkwürdiges
Geräusch gehört.

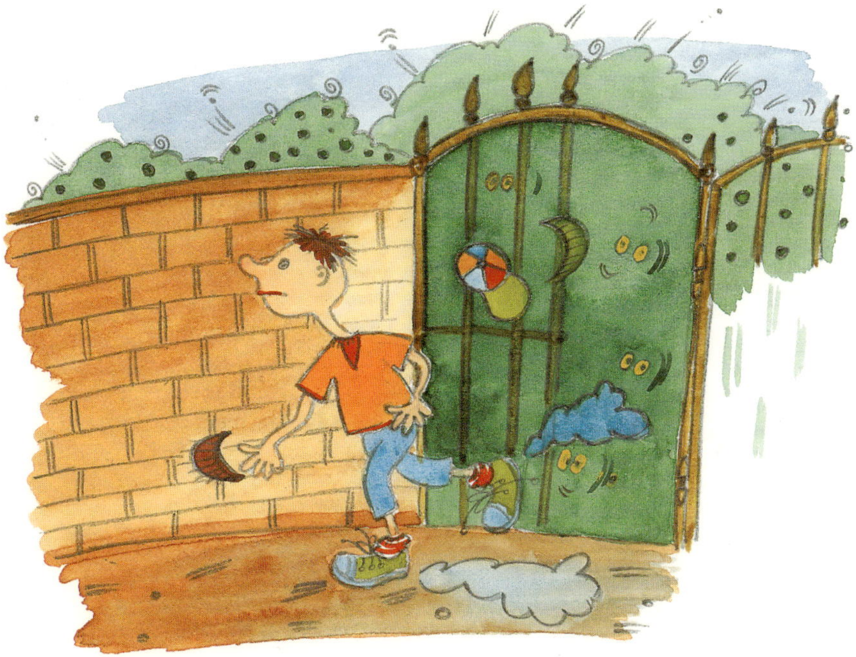

Sicher ist das bloß der Wind,
der in den Bäumen drinnen raschelt,
oder vielleicht eine Amsel,
die träumt und im Schlaf piepst,
hatte sich der Willi einzureden
versucht.
Aber das hatte nicht geholfen,
er hatte trotzdem keinen einzigen
Schritt weiterkönnen!
Kehrt hatte er gemacht und war
schneller als ein Wiesel
nach Hause gelaufen.

Die zwei Silberzehner,
um die er im Supermarkt
Mehl und Zwiebeln
hätte kaufen sollen,
waren ihm dabei
aus den Zitterfingern gerutscht
und unter eine Bank gerollt.
Als der Willi wieder
zu Hause gewesen war,
hatte er sich geschworen:
Nie, nie mehr gehe ich
am Park vorbei,
wenn es schon finster ist!

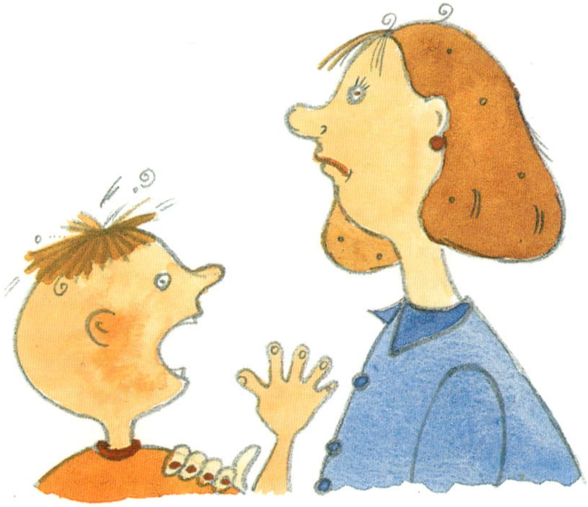

Aber weil der Willi der Mama
von der Angst vor dem Park und
vom Schwur nichts sagen wollte,
rief er:
„Warum soll ich in den blöden
Supermarkt gehen? Bin ich
vielleicht dein Kammerdiener?"
Dann schaute die Mama traurig
und sagte: „Willi,
warum bist du denn bloß
so ein unausstehliches Kind?"

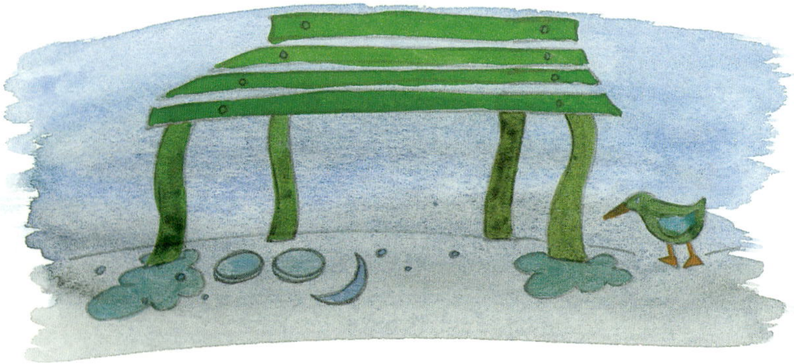

Oder der Papa wollte
dem wackligen Küchentisch
die Beine wieder fest einleimen
und bat den Willi:
„Willi, sei so nett und bring mir
eine Raspel und den Topf
Holzleim aus dem Keller!"
Der Willi hätte seinem Papa
ja wirklich gern die Raspel
und den Holzleim
aus dem Keller geholt.
Aber vor dem Keller
hatte der Willi
besonders große Angst.

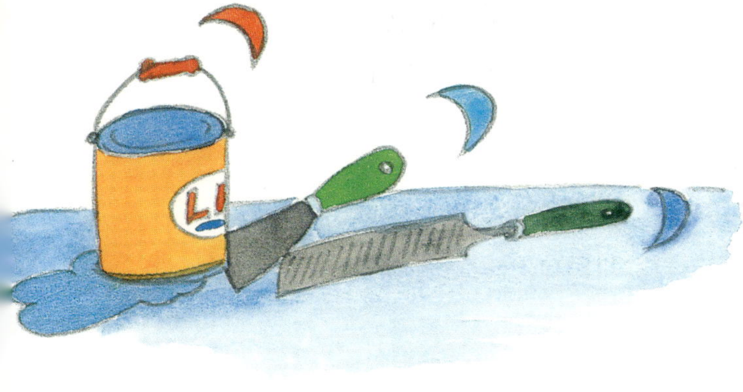

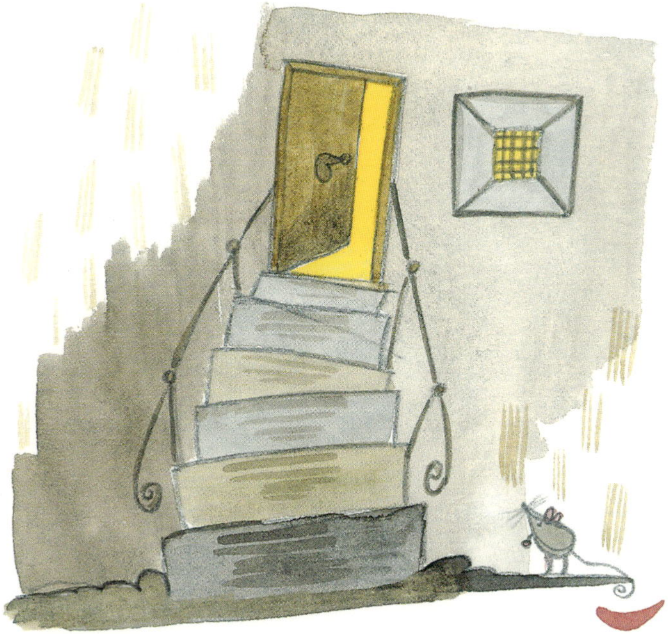

Im Keller war es doch sogar
stockfinster, wenn draußen
die Sonne schien!
Natürlich nur, wenn man
das Kellerlicht nicht anknipste.
Aber wenn es angeknipst war,
gab es im Keller Winkel
und Ecken, in denen es düster
und schummrig blieb.
Dem Willi war es unmöglich,
die Kellertreppe runterzusteigen.

Legte er bloß die Hand
auf die Klinke der Kellertür,
kriegte er schon sein Herzrasen,
sein Fingerzittern,
sein Knieschlottern,
sein Halsdrücken
und das Eiswürfel-Gefühl
im Bauch.
Weil der Willi dem Papa
nichts von der Kellerangst
sagen wollte,
nahm er den Kellerschlüssel,
ging aus der Wohnung,
lief die Treppe runter bis zur
Kellertür, stand dort ein bisschen rum,
lief dann in die Wohnung zurück
und sagte zum Papa:
„Das blöde Schloss
von der vertrottelten Kellertür klemmt,
ich bekomme es nicht auf!"
Und der Papa schüttelte
den Kopf, seufzte und sagte:
„Willi, warum bist du bloß so ein
ungeschicktes Kind?"

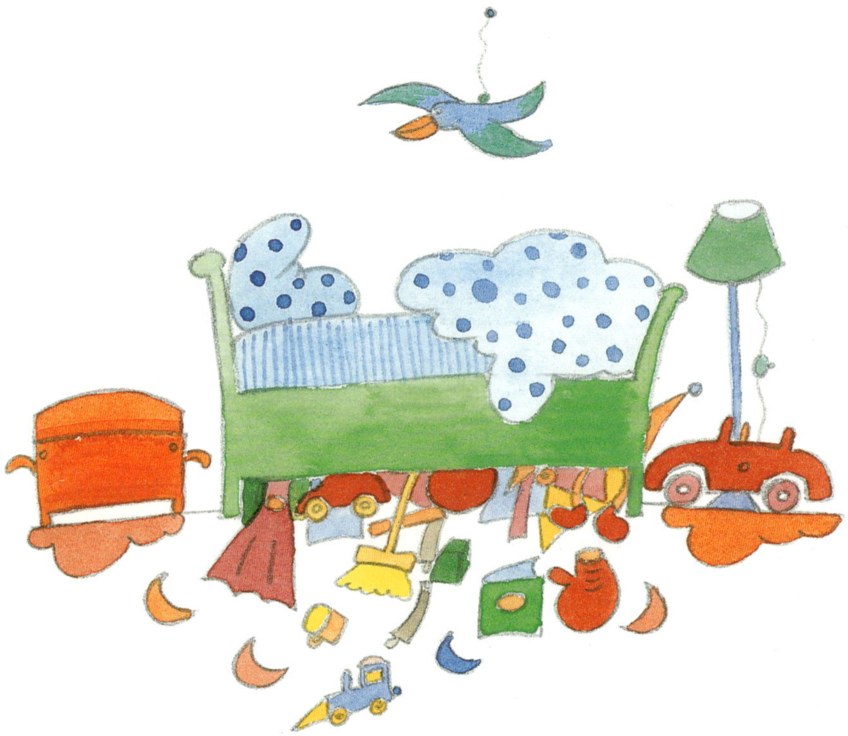

Für furchtbar schlampig hielten
die Mama und der Papa
ihren Willi auch.
Jeden Tag schimpften sie mit ihm:
„Willi, warum bist du denn
gar so ein unordentliches Kind?
Deinen ganzen Kram
einfach unter dein Bett zu schubsen,
statt ihn aufzuräumen,
das geht wirklich nicht.
So faul darf man nicht sein!"

Dabei war der Willi
ein sehr ordentliches Kind,
und faul war er auch nicht.
Er hatte nur Angst,
dass sich unter dem Bett
irgendwas verstecken könnte,
das in der Nacht rauskriechen
und ihm etwas antun könnte!
Wenn er den freien Platz
unter dem Bett mit Spielzeug
und Klamotten ausstopfte,
musste er diese Angst nicht haben,
da fühlte er sich ein bisschen sicherer.

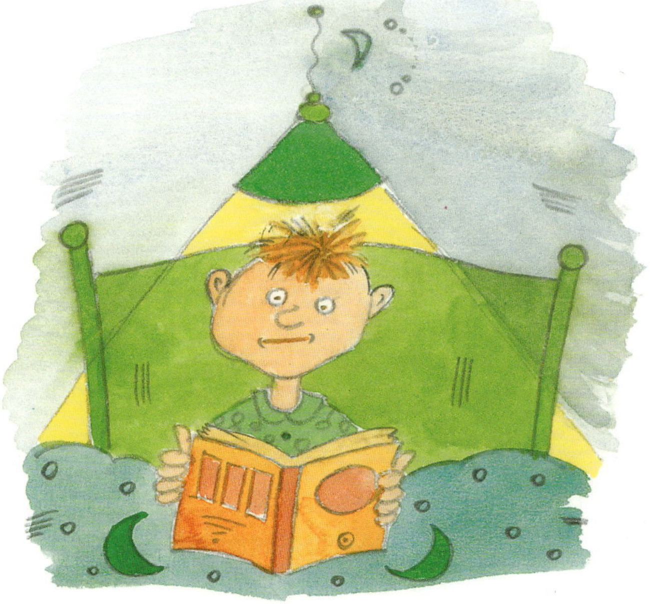

Und ein großer Verschwender,
wie der Papa immer behauptete,
war der Willi auch nicht!
Am Abend,
wenn der Willi im Bett lag,
kam der Papa ins Zimmer
und rief: „Willi, bei dir sind
schon wieder alle Lampen an!
Das ist Energie-Verschwendung!
Wenn man im Bett liegt,
reicht die Nachttischlampe!"
Der Willi sagte denn patzig:
„Die Energie ist mir Wurscht!"
Nur weil er dem Papa
nicht sagen wollte,
dass er ein bisschen weniger Angst hatte,
wenn es knallhell im Zimmer war
und nirgendwo
ein schauriger Schatten.
Der Papa rief dann wütend:
„Willi, du bist ein dummes Kind!",
und ging aus dem Zimmer,
ohne dem Willi
einen Gute-Nacht-Kuss zu geben.

Mit dem Klo war es am Abend
auch eine dumme Sache!
Das Vorzimmer in der Wohnung
vom Willi war sehr schmal
und sehr lang.
Von der Klotür
bis zur Tür vom Kinderzimmer
waren es sicher sechs Meter!
Ging der Willi am Abend,
nachdem er sich gewaschen
und die Zähne geputzt hatte,
aufs Klo,
hockte er dort immer sehr lange.

Weil er dachte:
Alles Pipi muss aus mir raus,
kein Tropfen darf in mir bleiben,
damit ich nicht mitten in der Nacht
aufwache und aufs Klo muss!
Mitten in der Nacht
aus dem Bett steigen
und durchs ellenlange Vorzimmer
zum Klo gehen, wäre für den Willi
ganz schrecklich gewesen.
Wenn er nur dran dachte,
bekam er eine Gänsehaut
vom Hals bis zu den Knöcheln.

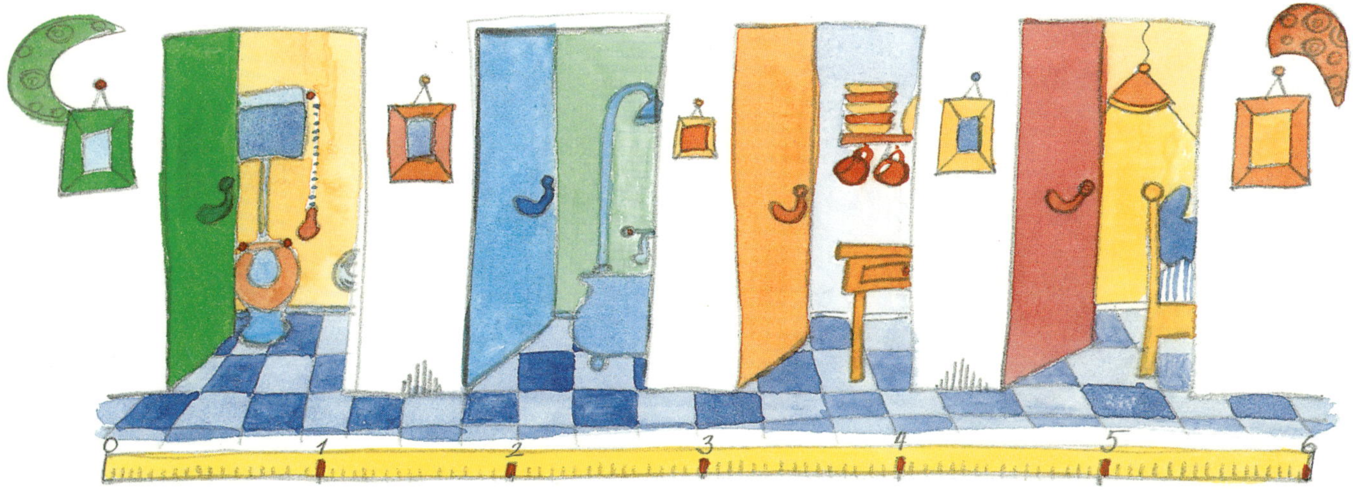

Hatte der Willi am Abend
seine lange Klositzung,
passierte es manchmal,
dass der Papa
im Vorzimmer das Licht ausknipste.
Dann hockte der Willi im Klo,
starrte ins Stockdunkle raus
und brauchte sehr lange,
bis er es schaffte, von der Klomuschel
zu rutschen und durchs Vorzimmer
in sein Zimmer zu galoppieren.
Fix und fertig war er, wenn er
die Tür hinter sich zugeschlagen hatte!

Bloß drückte er dann nie
die Klospülung.
Die rauschte zu laut!
Das Rauschen hätte all das,
vor dem der Willi sich fürchtete,
direkt angelockt.
Hatte der Willi nur Pipi gemacht,
war das nicht schlimm.
Aber er bekam vom Eiswürfel-Gefühl
oft blitzschnell Durchfall.
Und sah die Mama dann
die bekackte Klomuschel, rief sie:
„Willi, du bist ein ekeliges Saubartel!"

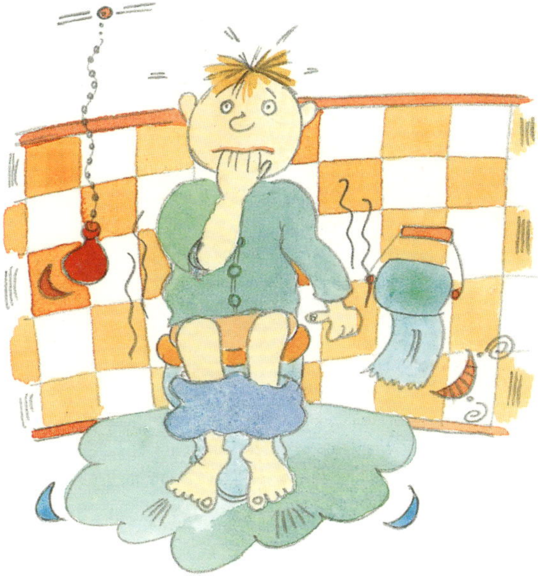

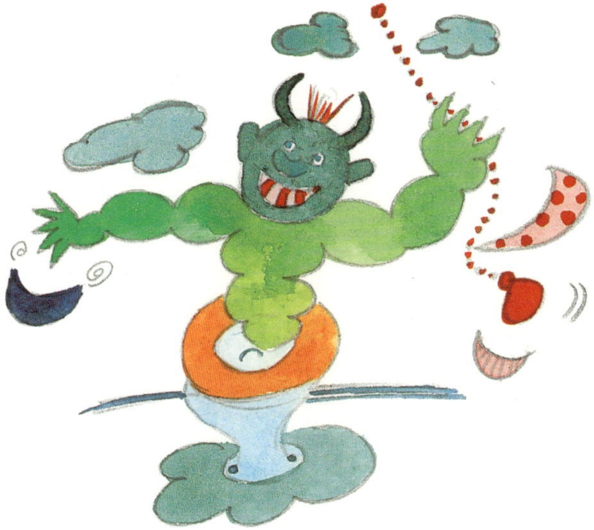

Eine Woche nach dem sechsten
Geburtstag vom Willi
sagte die Mama: „Der Papa und ich
werden heute am Abend weggehen.
Du bist jetzt groß genug,
um ein paar Stunden
allein daheim zu sein!“

Der Papa sagte zum Willi:
„Wir bleiben nur zwei Stunden weg.
Hast du Angst, allein zu sein?“
„Ich und Angst?“, rief der Willi.
„Glaubst du vielleicht,
ich bin ein kleines dummes Baby?“

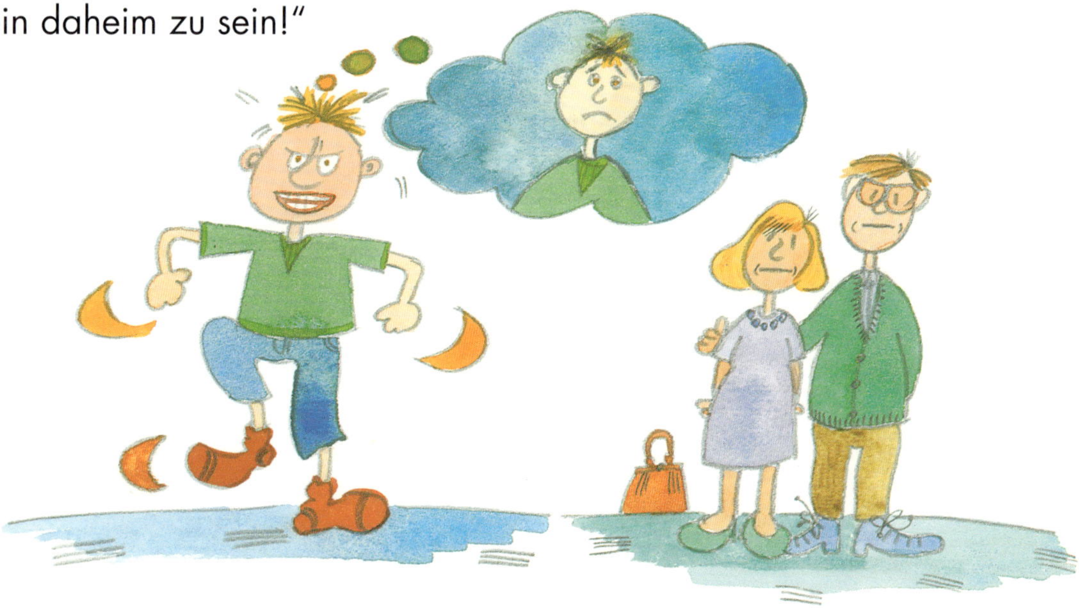

„Nein!“, rief der Willi entsetzt.
Am Abend allein daheim zu sein,
ganz allein in der Wohnung,
das konnte der Willi nicht!
Wenn er sich das nur vorstellte,
kriegte er schon sein Herzrasen.

„Und warum sollten wir dann
nicht weggehen?“,
fragte die Mama.
Der Willi stampfte mit einem Fuß auf.
„Weil ich es nicht erlaube!
Und damit basta!“

Weil die Mama und der Papa
bloß erstaunt schauten, schrie er:
„Ihr wollt wohl Pizza essen gehen!
Für den Blödsinn
dürft ihr kein Geld ausgeben.
Kauft lieber mir ein neues Fahrrad!“

Dass die Mama und der Papa
stocksauer auf ihn waren,
war dem Willi klar.
Das war ihm sogar recht.
Weil er dachte:
Wenn sie stocksauer sind,
haben sie sicher keine Lust
auf Pizza mehr!

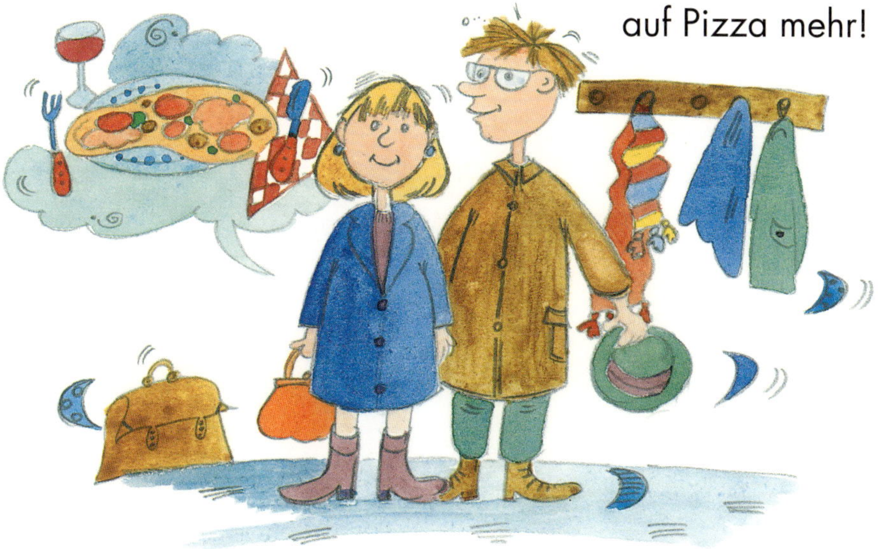

Die Mama rief: „Willi,
du bist ein unverschämtes Kind!“
Der Papa rief: „Willi, du bist
das unverschämteste Kind der Welt!“
Und dann redeten sie mit dem Willi
kein einziges Wort mehr.

Aber da hatte sich der Willi getäuscht!
Punkt acht Uhr,
der Willi hockte gerade auf dem Klo,
kamen der Papa und die Mama
ins Vorzimmer, zogen die Mäntel an
und setzten die Hüte auf.

Die Mama sagte zur offenen Klotür hin:
„Um zehn Uhr sind wir zurück!"
Der Papa sagte zur offenen Klotür hin:
„Und um neun Uhr
legst du dich ins Bett!"
Dann sagten beide „Tschüss",
und die Wohnungstür
fiel hinter ihnen zu.
Der Willi konnte das
einfach nicht fassen!
Er dachte: Sie drohen nur!
Wenn sie bei der Treppe sind,
machen sie kehrt
und kommen zurück!
Dann dachte er:
Sie gehen die Treppe runter
und machen dort erst kehrt!
Dann dachte er:
Sie gehen eben bis zum Haustor,
bevor sie kehrtmachen!
Dann dachte er:
Sie gehen bis zum Auto,
aber sie steigen nicht ein,
dort kehren sie um!

Dann war aber schon
so viel Zeit vergangen,
dass dem Willi langsam klar wurde:
Die Mama und der Papa
haben nicht kehrtgemacht,
sie sind ins Auto gestiegen
und abgefahren!
Sogar zwei uralte Schnecken
wären längst vom Parkplatz zurück!
Als der Willi das kapiert hatte,
überfielen ihn das Herzrasen
und das Halsdrücken.
Die Zitterfinger und die Schlotterknie
kriegte er, das Eiswürfel-Gefühl im Bauch
natürlich auch.
Der Willi versuchte zu überlegen,
was er tun sollte!
Aber wenn die große Angst in ihm war,
konnte er das ja nicht,
und so fiel ihm nur ein:
Klotür zu und Riegel vor!
Dann bin ich hier in Sicherheit,
dann kann nichts und niemand
zu mir rein!

Der Willi hielt den Atem an,
rutschte von der Klomuschel,
stolperte mit runtergelassener Hose
und Schlotterknien
die zwei Schrittchen zur Tür,
griff mit Zitterfingern
nach der Türklinke,
schlug die Tür zu
und schob den Riegel vor.
Dann atmete er erleichtert auf,
zog sich die Hose hoch,
klappte den Klodeckel runter
und setzte sich drauf.
Das Herzrasen, Knieschlottern
und Fingerzittern ließen nach,
der Druck im Hals auch,
und die Eiswürfel tauten auf.
Weil der Willi spürte:
Ich habe alles unter Kontrolle!
Knallhell war es,
nirgendwo ein grausiger Schatten,
kein dunkler Winkel,
wo eine Gefahr lauern konnte,
und die Tür bumfest zu,
nicht mal mit einem Schlüssel
von außen aufzusperren!
Gar nicht übel ging es dem Willi
in seinem sicheren Kabäuschen!
Nur der Popo tat ihm mit der Zeit weh,
vom Stillsitzen
auf dem harten Klodeckel.
Und müder und müder
wurde er auch.

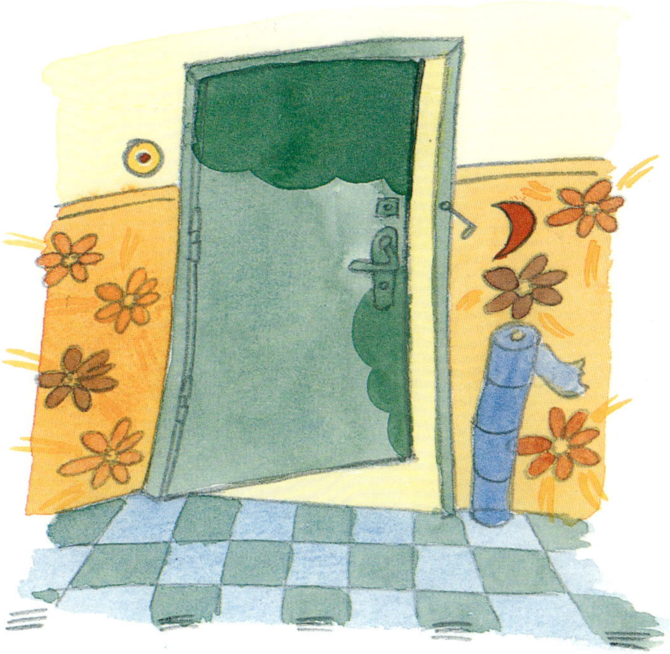

Aber raus aus dem Klo
wäre der Willi um nichts in der Welt!
Weil Müdigkeit und ein harter
Klodeckel unter dem Popo
nämlich leichter zu ertragen sind
als Angst!
Nur schrecklich gern
hätte der Willi gewusst,
wie lang es noch dauern wird,
bis die Mama und der Papa
heimkommen.
Zwei Stunden bleiben sie weg,
dachte der Willi.
Und eine Stunde ist jetzt
garantiert schon vorbei!
Und wie lange, fragte sich
der Willi, dauert so eine Stunde?

Dem Willi fiel ein:
Eine Stunde hat sechzig Minuten.
Und dann fiel ihm ein,
dass die Mama einmal gesagt hatte,
wenn man von 1 bis 60 zählt,
ist eine Minute um!

Von 1 bis 60 zählen,
das konnte der Willi schon!
So dachte er sich:
Ich werde 60mal von 1 bis 60 zählen,
dann geht die Wohnungstür auf,
und der Papa und die Mama
sind wieder da!
Der Willi fing zu zählen an:
„1, 2, 3, 4, 5, 6, 7, ..."
Als er bei 60 war,
riss er ein Blatt Papier
von der Klopapierrolle
und fing wieder von vorn zu zählen an.

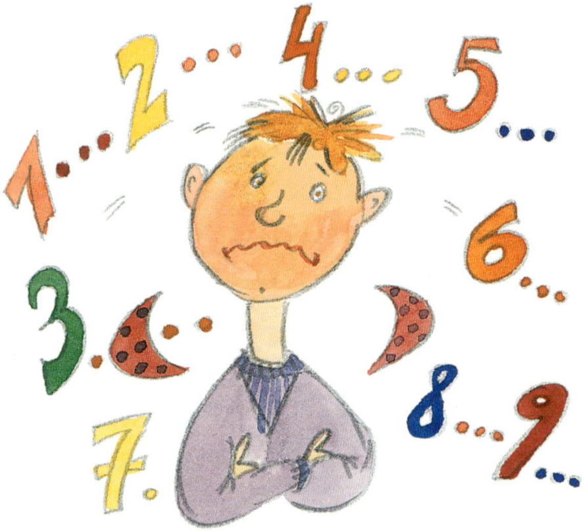

Und als er wieder bei 60 war,
riss er noch ein Blatt Papier
von der Klopapierrolle.
Das Klopapier brauchte der Willi
zum Minutenzählen.
Wenn ich 60 Stück Klopapier
in der Hand habe,
dachte der Willi,
ist eine Stunde um,
dann geht die Wohnungstür auf,
und der Papa und die Mama
sind wieder daheim.

Aber so weit kam der Willi gar nicht.
Müde war er sowieso schon,
und das ewige „1, 2, 3, 4, 5, 6"
machte ihn noch viel müder.
22 Stück Klopapier
hatte er in der Hand
und 17 murmelte er gerade,
da plumpste sein Kopf
auf seine Knie runter,
und er schlief.

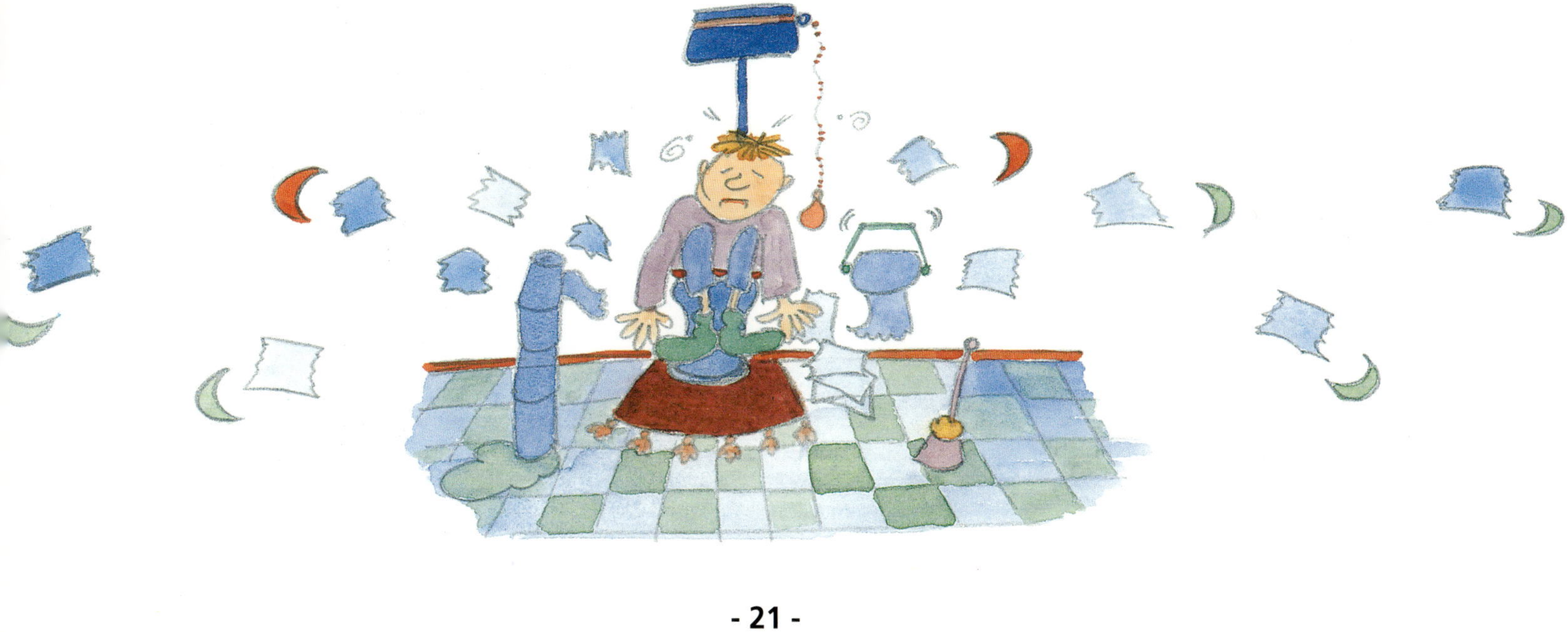

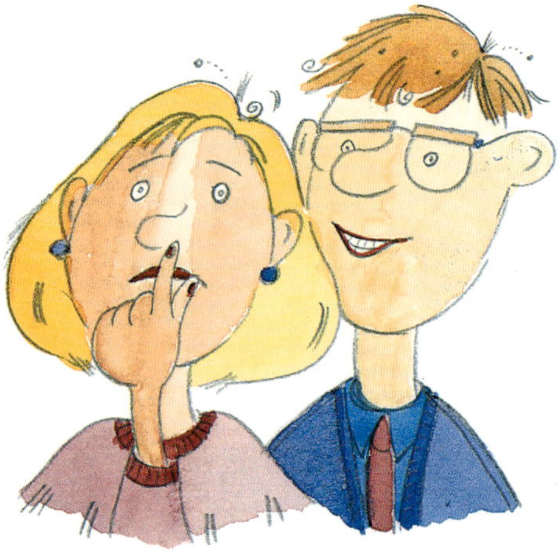

Die Stimme der Mama
weckte den Willi wieder auf.
Im Vorzimmer sagte sie:
„Alles mucksmäuschenstill!
Ich hätte gewettet,
dass unser Willi
noch im Wohnzimmer hockt
und fernschaut!“
Und der Papa sagte drauf:
„Wieso denn?
Ich habe ihm doch gesagt,
dass er um neun
ins Bett gehen muss.“

Die Mama lachte.
„Woher soll er wissen,
wann es neun ist?
So gut kennt er die Uhr noch nicht.
Er weiß nur, wann es zwölf ist.“
Der Papa sagte: „Heute um drei
hat er gesagt, es ist drei Uhr!“
„Er hat gezählt,
wie oft die Turmuhr schlägt“,
sagte die Mama.
Der Willi sprang vom Klodeckel,
schob den Riegel weg,
riss die Tür auf und rief:
„Klar weiß ich,
wann es neun Uhr ist!“

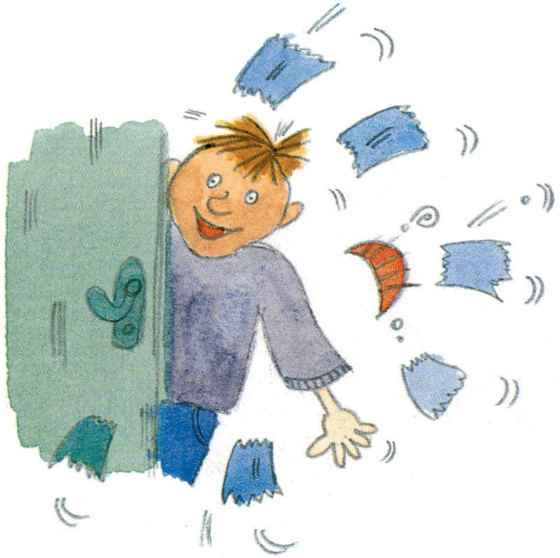

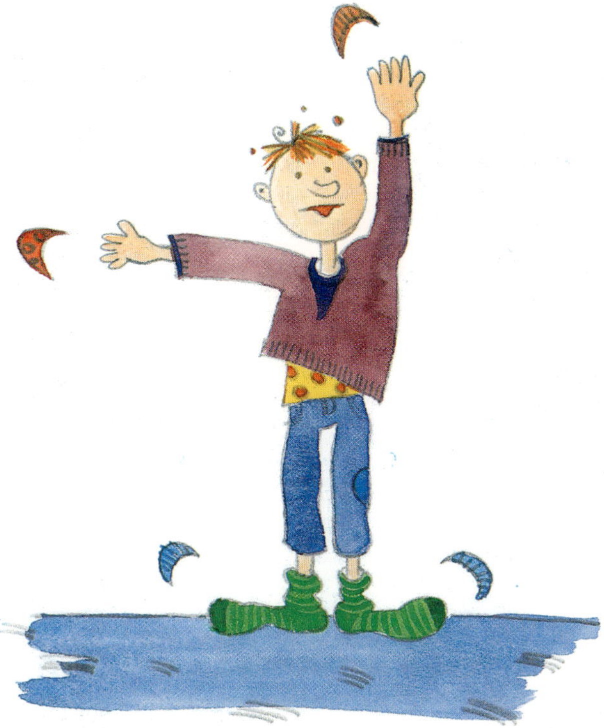

Er reckte den linken Arm nach oben,
den rechten streckte er zur Seite
und sagte:
„Stehen die Zeiger so, ist's neun!"
Statt dass sich die Mama und der Papa
darüber gefreut hätten,
dass der Willi wusste,
wie die Uhrzeiger um neun Uhr stehen,
riefen sie entsetzt:
„Spinnst du? Was hast du
mit dem Klopapier gemacht?"

„Das war so,
wie ich vor einer Minute rein bin",
log der Willi. „Vielleicht war's der Wind."
Eine bessere Erklärung
war ihm nicht eingefallen,
obwohl er wusste,
dass in einem Klo ohne Fenster
kein Wind weht.
Die Mama sah den Papa an,
der Papa sah die Mama an,
dann zuckten beide mit den Schultern
und seufzten tief.
Hieß wohl:
Lassen wir es dabei,
zum Streiten ist es zu spät!

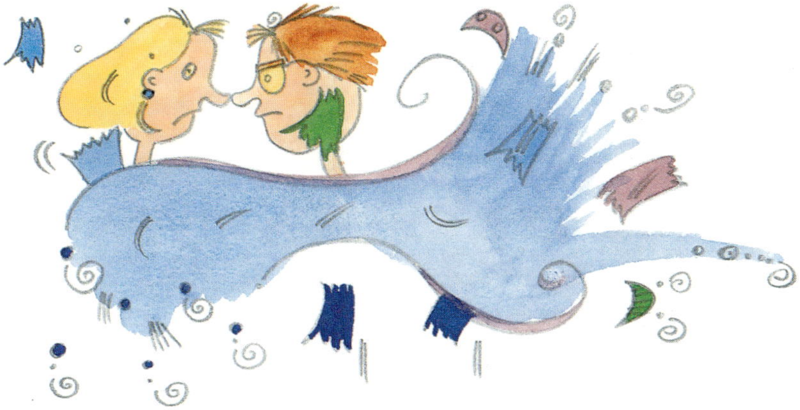

Der Papa hob den Willi hoch,
legte ihn über eine Schulter
und rief:
„Jetzt aber ins Bett mit dir,
kleine Willis sollten um diese Zeit
längst schlafen!"

Dann gab er ihm noch
drei Gute-Nacht-Küsse.
Einen auf die Nasenspitze,
einen auf die rechte Wange
und einen auf die linke Wange.

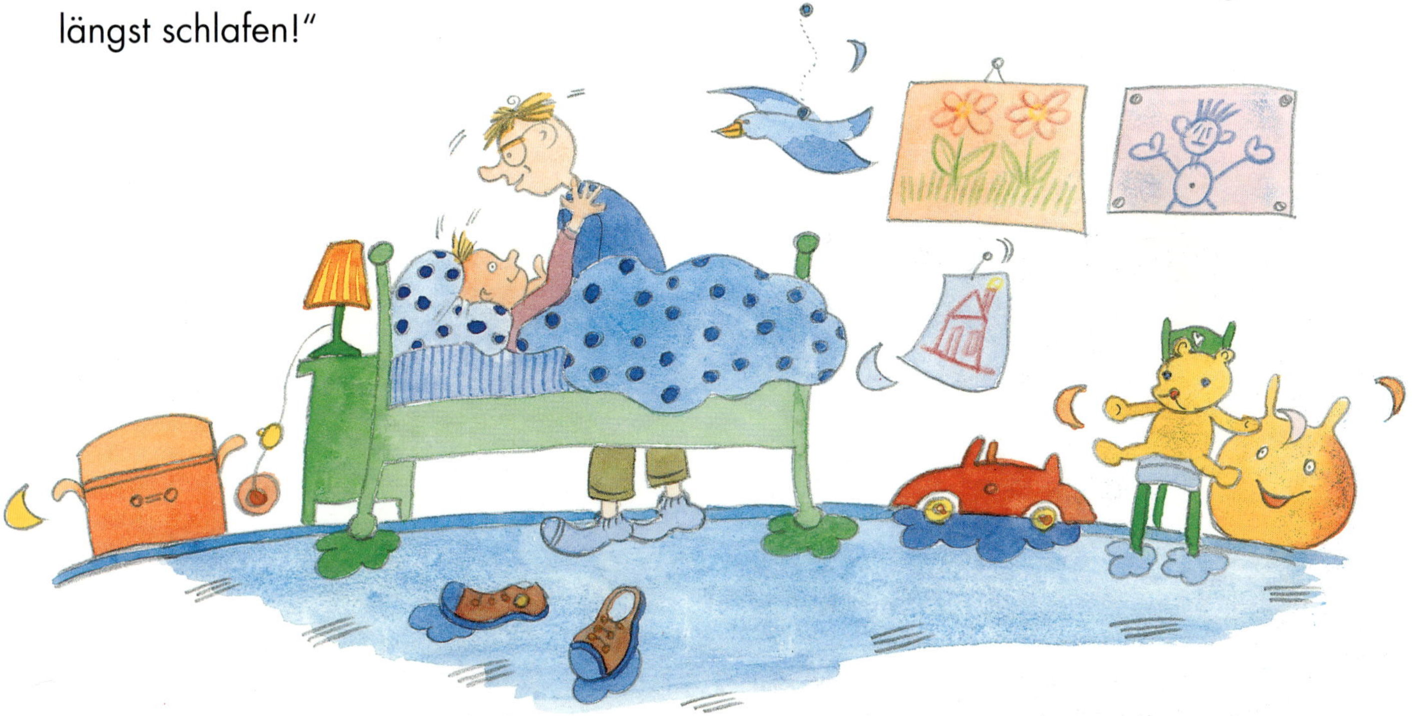

Mit dem Willi über der Schulter
lief der Papa ins Kinderzimmer,
zum Bett hin. Er ließ den Willi
von der Schulter auf die Matratze
plumpsen und deckte ihn zu.

Dann knipste er das Licht
der Nachttischlampe aus
und das Deckenlicht auch,
sagte „Träum was Schönes",
ging aus dem Zimmer und schloss die Tür.

Der Willi konnte aber
noch nicht einschlafen
und etwas Schönes träumen,
denn er musste sich noch allerhand
sehr, sehr Wichtiges überlegen.

Erstens kriege ich blaue Flecken
am Popo vom harten Klodeckel.
Zweitens ist es langweilig auf dem Klo,
weil man dort
nichts Vernünftiges spielen kann.

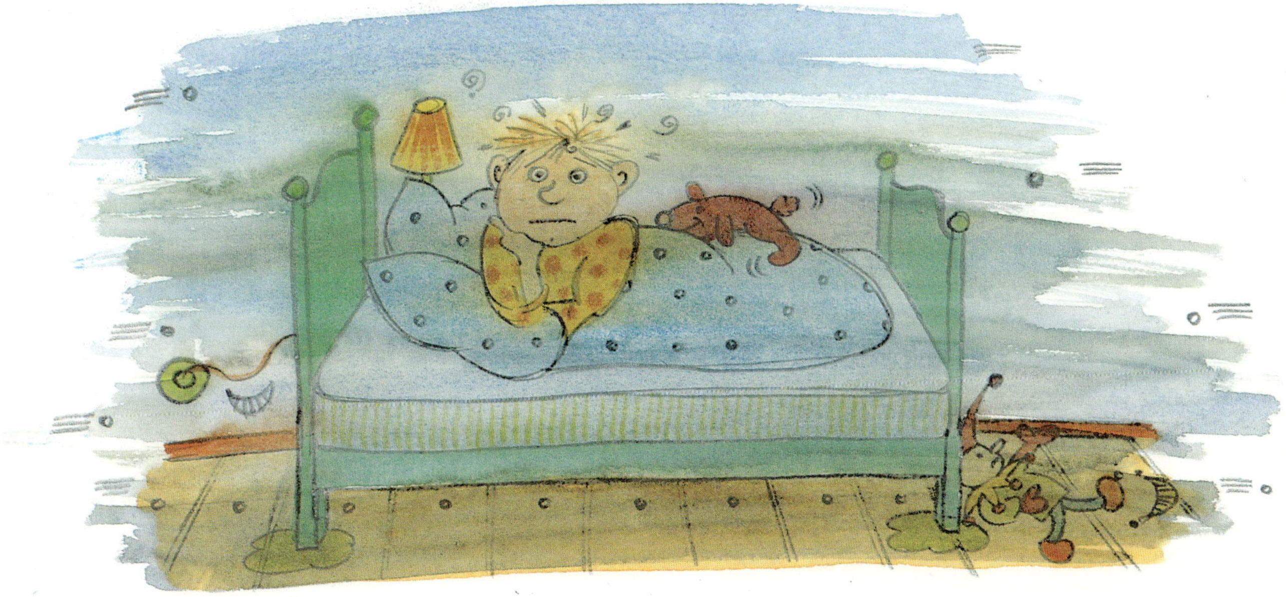

Er überlegte:
Wenn die Mama und der Papa
jetzt oft weggehen,
kann ich doch nicht jedes Mal
die ganze Zeit auf dem Klo sitzen
und warten, bis sie heimkommen!

Und drittens würden sich
der Papa und die Mama
schön wundern,
wenn sie heimkommen
und ich dann jedes Mal
aus dem Klo rauskomme!

Und so beschloss der Willi:
Ich muss einfach mein Zimmer
so sicher wie das Klo machen!
Mitternacht war es,
als der Willi fertig überlegt
und sich genau ausgedacht hatte,
was er alles tun musste,
um in seinem Zimmer
in Sicherheit zu sein.
Er gähnte und dachte:
Nägel einschlagen muss ich lernen!
Und bevor er einschlief,
murmelte er:
„Das übe ich morgen."

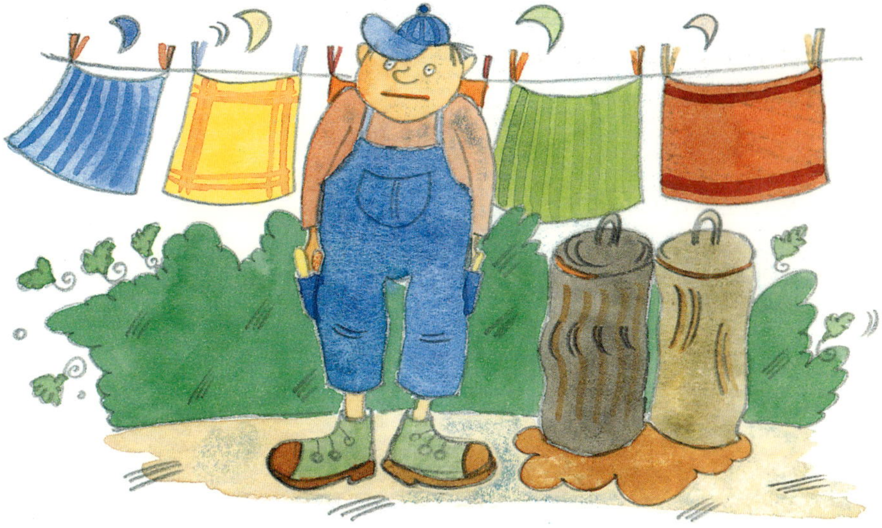

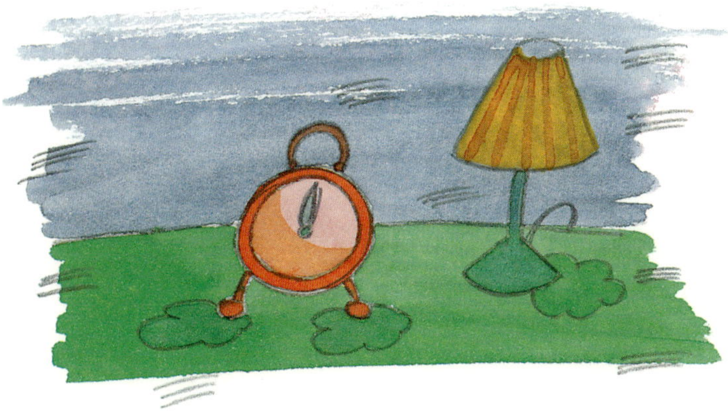

Am nächsten Tag ging der Willi
zum Hausmeister runter.
„Bitte, zeigen Sie mir,
wie man Nägel einschlägt!", sagte er.
„Du hast noch so kleine Finger",
sagte der Hausmeister,
„mit denen ist schlecht nageln!"
„Ich muss es aber unbedingt lernen",
sagte der Willi.
„Na, dann versuchen wir's halt",
sagte der Hausmeister.

Er holte ein dickes Brett
und viele Nägel
und einen Hammer
und erklärte dem Willi,
wie man den Nagel hält,
wie man den Hammer hält,
wie man zuschlägt.
Viele Nägel verbog der Willi
beim Zuschlagen,
oft kam sein Daumen
unter den Hammer,
aber er gab nicht auf.
Er übte, bis der Hausmeister rief:
„Willi, jetzt hast du den Dreh raus,
du nagelst wie ein Alter!"

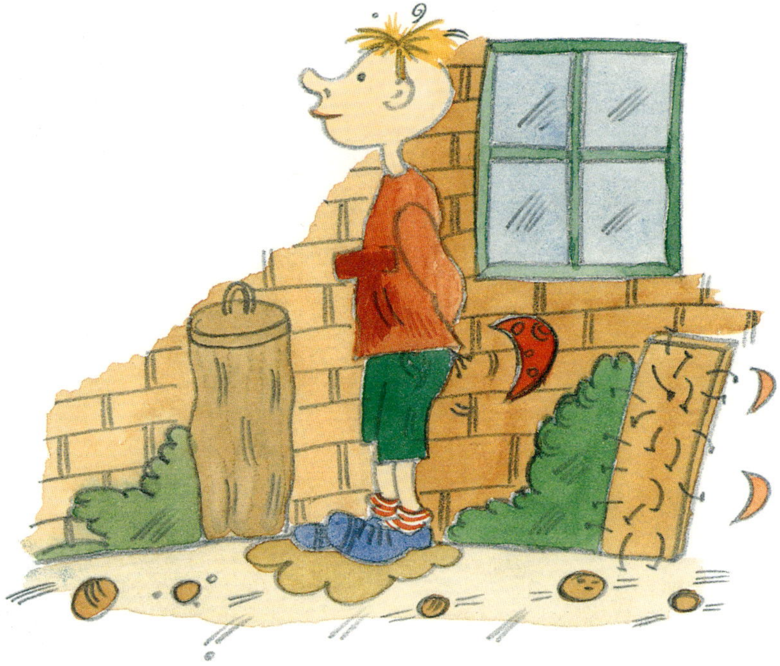

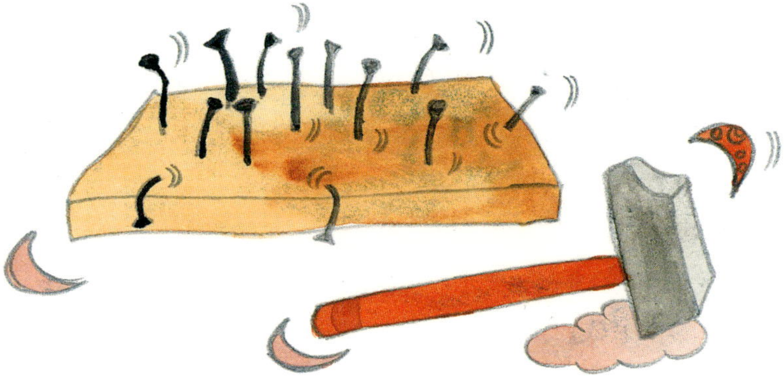

Den Hammer und die Nägel
nahm der Willi mit, als er heimging.
Die Nägel waren in seinen Hosentaschen,
der Hammer war unter dem Pullover.
Damit ihn die Mama nicht sehen konnte!
Die Mama sagte zum Willi:
„Die Sonne scheint,
willst du nicht auf den Spielplatz gehen?"
„Ich hab zu tun", sagte der Willi
und ging in sein Zimmer.

Beim Nachtmahl dann
sagte die Mama zum Papa:
„Unser Haus hat viel zu dünne Wände!"
„Wieso?", fragte der Papa.
„Heute am Nachmittag",
sagte die Mama,
„hat irgendwer irgendwo im Haus
ewig lang gehämmert,
das hat sich in der Küche glatt angehört,
als würde bei uns in der Wohnung
jemand hämmern!"
Auf die Idee, dass der Willi
gehämmert haben könnte,
kam sie gar nicht.
Und der Willi
dachte gar nicht daran,
der Mama zu sagen,
wer da gehämmert hatte!
Er dachte:
Die Mama hat nicht mit mir geredet,
sondern mit dem Papa!
Und sie sagt doch immer,
dass ich nicht dreinquatschen soll,
wenn sie sich mit dem Papa unterhält.

Die Mama merkte nachher selbst,
wer gehämmert hatte!
Als sie ins Zimmer vom Willi ging,
um zu schauen,
ob er seine Spielsachen aufgeräumt hatte,
sah sie die vielen eingeschlagenen Nägel!

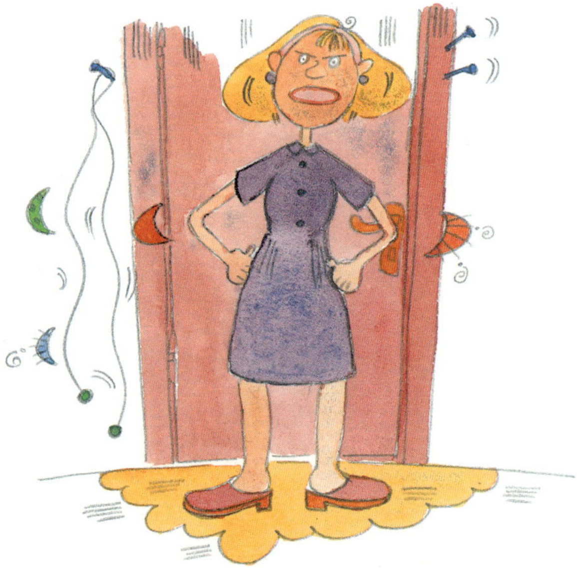

Im Türstock waren zwei große Nägel.
Gleich neben dem Türstock,
in der Wand,
steckte auch ein riesiger Nagel.
Und von dem baumelte
das alte Kletterseil vom Papa.

In die Beine vom Bett
waren auch Nägel eingeschlagen.
In jedes Bein mindestens sechs Stück.
Und vor dem Bett
lag die rostige Rolle Zaundraht,
die monatelang im Hof rumgekugelt war.

Und dann sah die Mama noch:
fünf Taschenlampen auf dem Nachttisch,
zwölf große leere Flaschen
auf dem Fensterbrett
und unten im Regal
den großen Suppentopf, mit Deckel drauf.

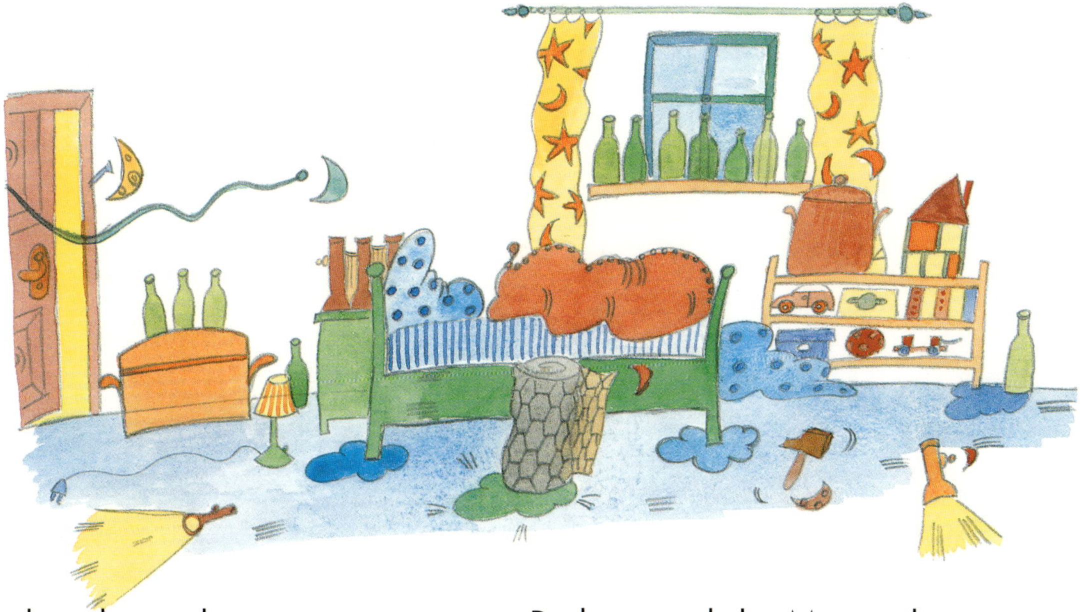

Auf dem Bett lag der uralte
Daunenschlafsack der Mama.
In dem hatte sie geschlafen,
wenn sie und der Papa
auf dem Campingplatz im Zelt
Urlaub gemacht hatten.

Ratlos stand die Mama da,
schaute von den Türnägeln
zu den Bettnägeln, von den Flaschen
zu den Taschenlampen,
von der Zaunrolle zum Schlafsack
und vom Strick zum Suppentopf!

Der Willi sagte:
„So gefällt es mir, ich finde das hübsch!“
„Hübsch? Das ist heller Irrsinn!“,
rief die Mama.
„Was ist heller Irrsinn?“
Der Papa kam zur Tür, schaute ins Zimmer
und rief: „Echt heller Irrsinn!“
„Ich kann mein Zimmer einrichten,
wie ich will!“, sagte der Willi.
„Alte Flaschen und rostiger Zaun
sind keine Einrichtung!“,
rief der Papa,
und die Mama rief:
„Wenn man die Nägel rauszieht,
bleiben hässliche Löcher!“
„Die Nägel bleiben drin“,
sagte der Willi. „Die brauche ich!“
„Wozu?“, fragte der Papa.
Darauf zu antworten,
blieb dem Willi erspart.
Es klingelte an der Haustür.
„Die Omi kommt“, rief die Mama,
„mit den Äpfeln aus dem Garten.
Wir müssen ihr rauftragen helfen!“

Der Papa und die Mama
liefen ins Vorzimmer.
Der Willi hörte den Papa
in die Gegensprechanlage sagen:
„Wir kommen!“
Dann hörte er Schritte der Treppe zu.
Der Willi dachte:
Wenn der Papa zurückkommt,
wird er wieder fragen,
ich muss überlegen, wozu man Nägel
sonst noch brauchen könnte?
Bevor das dem Willi eingefallen war,
waren der Papa, die Mama und die Oma
aber wieder in der Wohnung.
Die Mama und der Papa
stellten die Körbe mit den Äpfeln
in die Küche,
dann kamen sie mit der Oma
zum Willi ins Zimmer.
Die Oma schaute sich um und fragte:
„Wo soll denn da
der helle Irrsinn sein?
Das hat sich der Willi
doch alles ganz super ausgedacht!

Der Strick kommt
um die Nägel und die Klinke rum,
da kriegt man die Tür von außen
nicht mal mehr
mit dem Schlüssel auf!
Und Taschenlampen sind gut,
wenn Stromausfall ist
oder Kurzschluss.
Der Suppentopf ist klarerweise
für den Notfall,
wenn man nicht
aufs Klo raus kann!

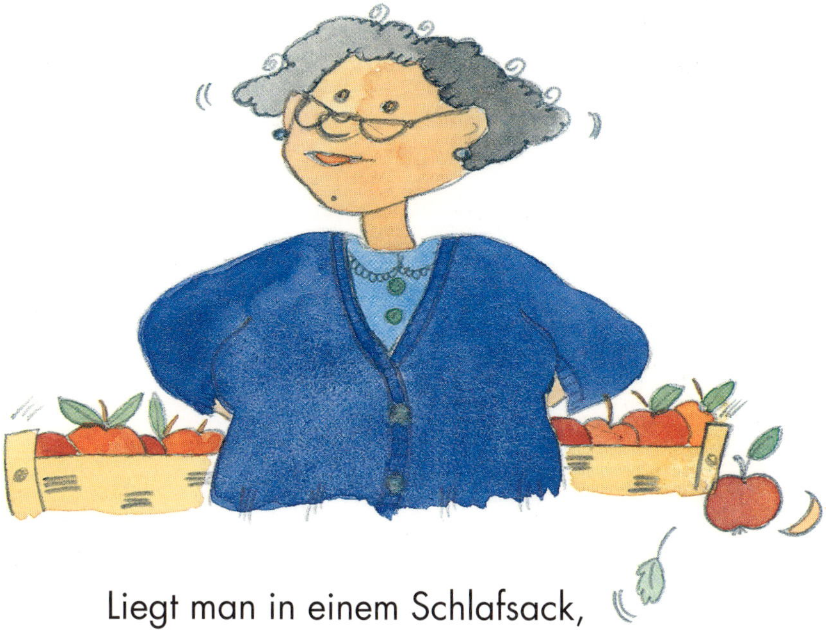

Liegt man in einem Schlafsack,
kann nichts Grausiges
unter die Decke kriechen.
Im Schlafsack hat der ganze Willi Platz!
Zipp zu,
und man sieht ihn nimmer.
Will was Böses zum Fenster rein,
wirft es die Flaschen um,
das macht Höllenlärm,
das Böse erschrickt und flüchtet!

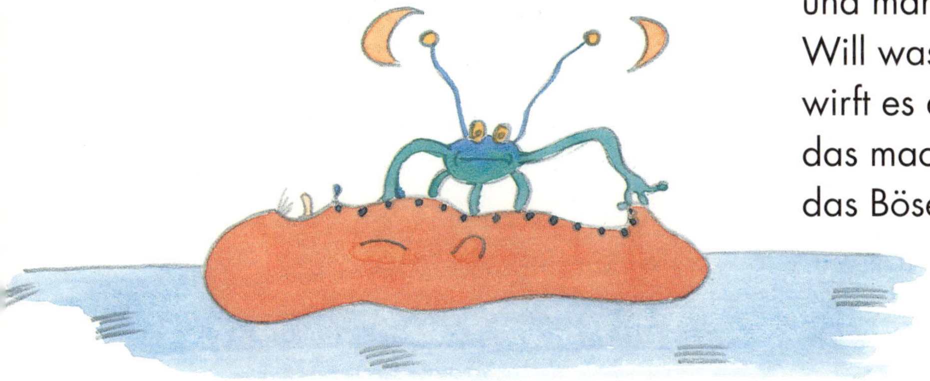

Und dieses rostige Drahtgitter",
sagte die Oma,
„kommt logischerweise
über die Nägel in den Bettbeinen.
Kopfteil entlang,
Vorderseite entlang,
Fußteil entlang!
Wenn der Willi das Drahtgitter
vor dem Schlafengehen
am Bett festmacht,
kann in der Nacht nichts,
was unter dem Bett lauert,
rauskriechen!"

Nachdem die Oma
dem Papa und der Mama
das alles erklärt hatte,
hob sie den Willi hoch,
gab ihm einen Kuss und sagte:
„Willi, du hast dir ein erstklassiges
Sicherheitszimmer gemacht!"
Dann gab sie ihm noch einen Kuss
und sagte:
„Und dass du so gut Nägel einschlagen
kannst, ist toll,
das kann kaum jemand
in deinem Alter!"

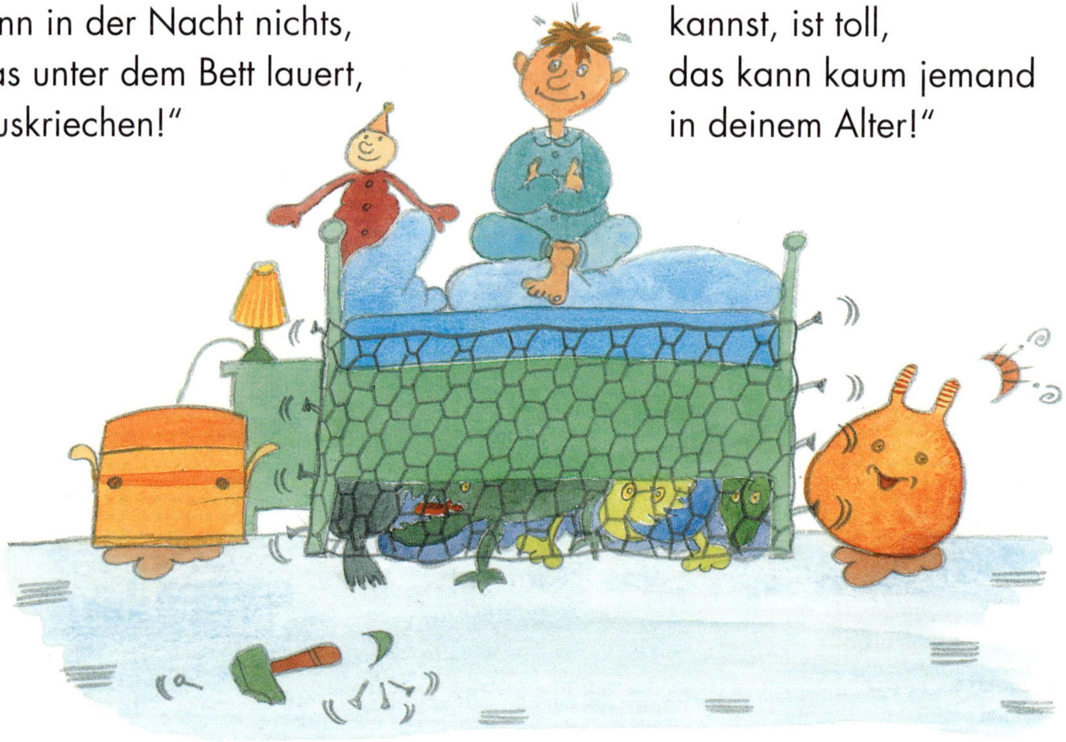

Der Willi drückte sein Gesicht
an die Schulter der Oma.
Er wollte die Mama und den Papa
nicht anschauen.
„Willi, ach Willi",
riefen der Papa und die Mama,
„warum hast du uns nicht gesagt,
dass du so große Angst hast?"
„Willi, ach Willi",
rief die Mama,
„mir hättest du es wenigstens
sagen können.
Ich habe doch als Kind
auch immer so schrecklich
große Angst gehabt!"
„Na, ich vielleicht nicht?",
rief der Papa.
„Scheißangst hatte ich sogar!"
Nun konnte der Willi die Mama
und den Papa wieder anschauen.
„Echt und ehrlich wahr?",
fragte er sie.
„Echt und ehrlich wahr!",
riefen die Mama und der Papa.

„Na sowieso", sagte die Oma,
„alle Kinder haben Angst.
Vor der Dunkelheit
oder vor großen Hunden
oder vor fetten Spinnen
oder vor Gespenstern
oder vor gemeinen Kindern
oder vor tiefem Wasser.
Ich habe als Kind riesige Angst
vor Brücken gehabt,
ich habe mich über keine rübergetraut.
Man hat mich tragen müssen."
Die Mama sagte:
„Bei mir waren es die Hunde.
So klein hat keiner sein können,
dass ich vor ihm nicht Angst gehabt hätte."
Der Papa sagte:
„Bei mir war es alles zusammen.
Dunkelheit und Hunde,
tiefes Wasser und Spinnen,
Gespenster und gemeine Kinder.
Nur Brücken nicht.
Vor denen habe ich
keine Angst gehabt!"

Die Mama und der Papa
und die Oma und der Willi
gingen ins Wohnzimmer.
Sie setzten sich auf die große Bank
und überlegten,
was man gegen die Angst
vom Willi tun könnte.
„Ratzeputz kriegt man sie
nicht so schnell weg", sagte der Papa.
„Das dauert seine Zeit!"
Die Mama sagte: „Aber wir
können es ihr schwerer machen,
den Willi zu überfallen!"

„Wie denn?", fragte der Willi.
„Wie wär's", fragte der Papa,
„wenn wir die Nacht über
im Vorzimmer Licht brennen lassen?
Und die Nachttischlampe bei dir
knipsen wir auch nicht aus."
„Das wäre sehr gut", sagte der Willi.
„Was wär", fragte die Mama,
„mit einer festen Metall-Jalousie
vor deinem Fenster?"
„Das wäre sehr gut", sagte der Willi.

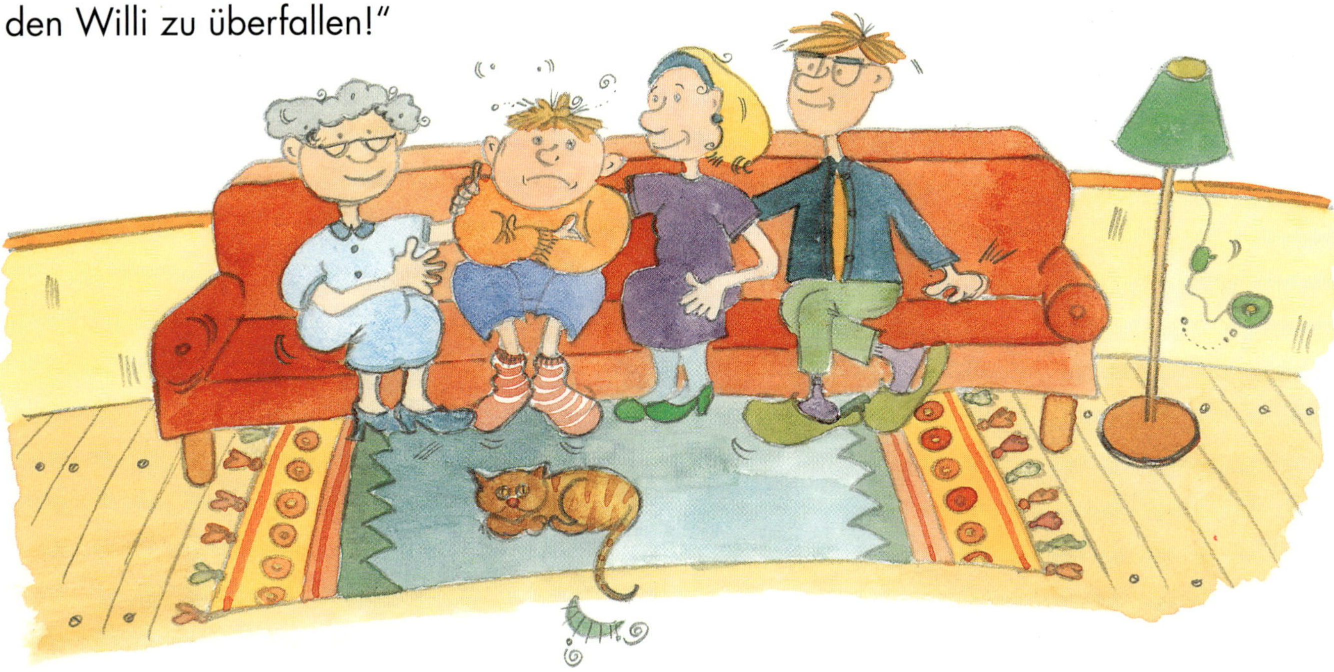

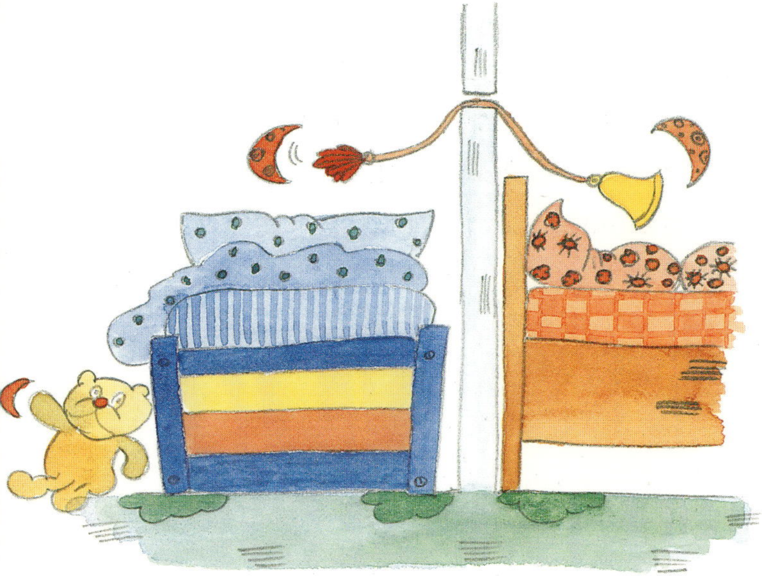

Nun konnte der Willi, wenn ihn
in der Nacht die Angst überfiel,
nach der Quaste greifen
und an der Schnur ziehen.
Dann klingelte es nebenan,
die Mama und der Papa wurden munter,
liefen zum Willi rüber,
hoben ihn aus dem Bett
und trugen ihn ins Mama-Papa-Bett.
Und dort konnte der Willi dann,
zwischen dem Papa und der Mama,
wieder einschlafen
und etwas Schönes träumen.

Die Mama und der Papa
taten aber noch viel mehr!
Der Papa baute dem Willi
ein neues Bett. Eins ohne Beine,
mit festem Bettkasten bis zum Boden.
Die Mama bohrte hinter dem Bett
ein Loch durch die Wand.
Weil auf der anderen Wandseite
das Mama-Papa-Bett stand.
Durch das Loch zog sie eine Schnur.
Beim Willi-Bett
hatte das Schnur-Ende eine Quaste,
beim Mama-Papa-Bett eine Glocke.

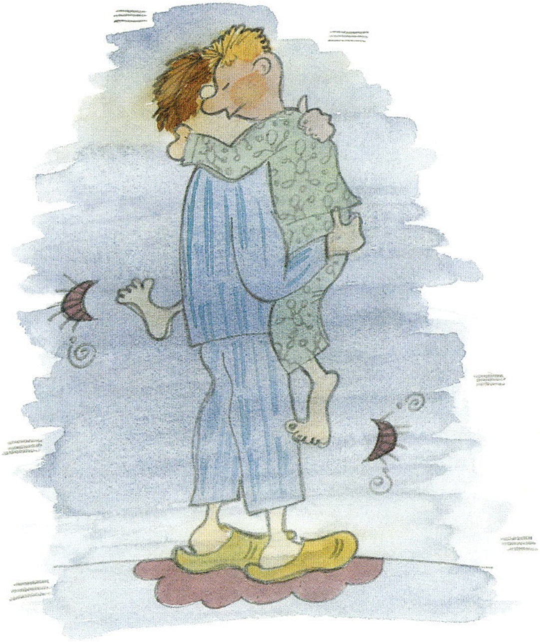

In den Keller runter,
um den Holzleim und die Raspel,
schickte der Papa den Willi
natürlich auch nicht mehr.
Jetzt gingen sie immer
zusammen in den Keller.
Wenn der Papa
fest seine Hand hielt,
fürchtete sich der Willi
im Keller unten überhaupt nicht!
Und brauchte die Mama am Abend
noch etwas aus dem Supermarkt,
sagte sie:
„Komm, Willi,
wir zwei laufen jetzt schnell
zum Supermarkt rüber,
ich habe vergessen,
Eier und Zucker
und Milch zu kaufen!"
An der Hand der Mama
fand der Willi den Park
kein bisschen gruselig.
Da gefiel ihm der Park
sogar recht gut.

Und sooft jetzt die Mama
und der Papa Lust hatten,
am Abend ein bisschen auszugehen,
Pizza zu essen
oder sich einen Film anzusehen,
riefen sie vorher die Oma an.
Die Oma kam dann,
und sie blieb beim Willi,
bis der Papa und die Mama
wieder daheim waren.
Die Oma spielte mit ihm
Mensch-ärgere-dich-nicht.
Und Memory.
Und Schwarzer Peter.
Und sie verlor immer!
Nun freute sich der Willi jedes Mal,
wenn die Mama und der Papa
ausgehen wollten.
Und wollten sie eine Woche lang
nicht ausgehen,
fragte er ganz ungeduldig:
„Was ist los?
Wieso habt ihr denn gar keine Lust
auf Pizza oder Kino?"

So konnte der Willi
mit der Angst ganz gut leben.
Und dass sie langsam,
ganz, ganz langsam,
ein bisschen kleiner wurde,
merkte er auch.

Weil er vier Wochen später
den Klingelzug nicht mehr brauchte.
Da schaffte er es schon allein,
aus dem Bett zu springen
und zum Angst-Kuscheln rüber
zur Mama und zum Papa zu laufen.

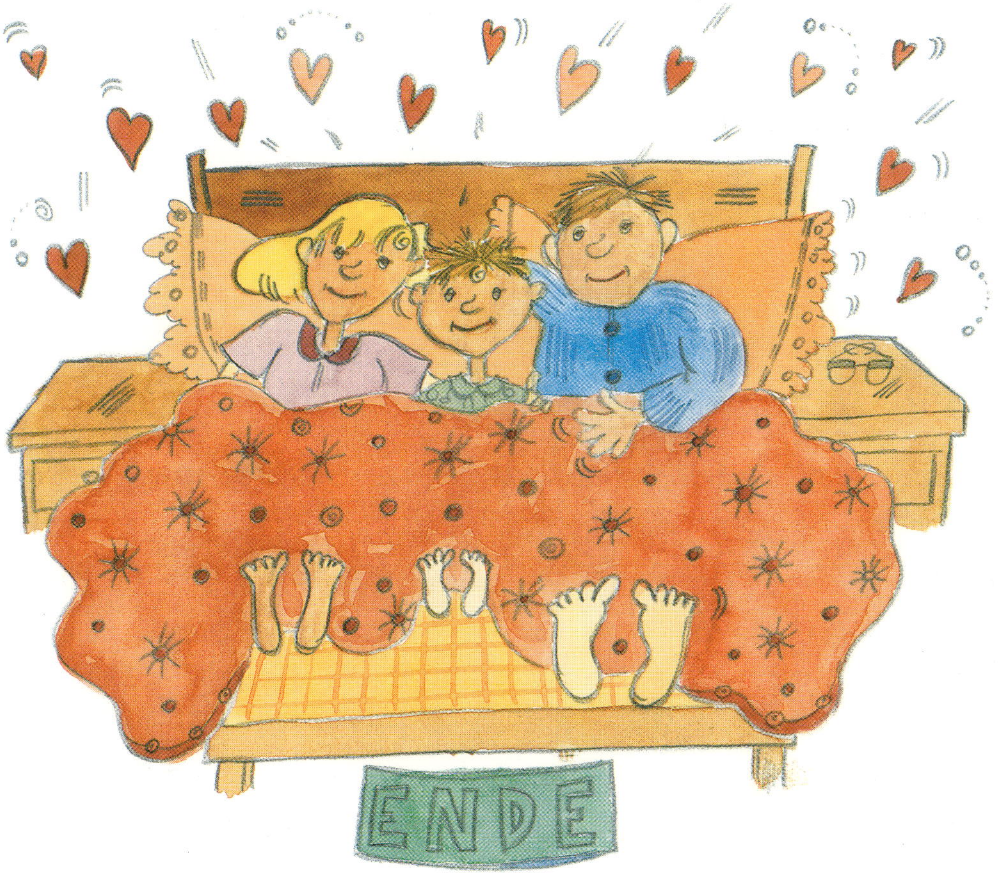

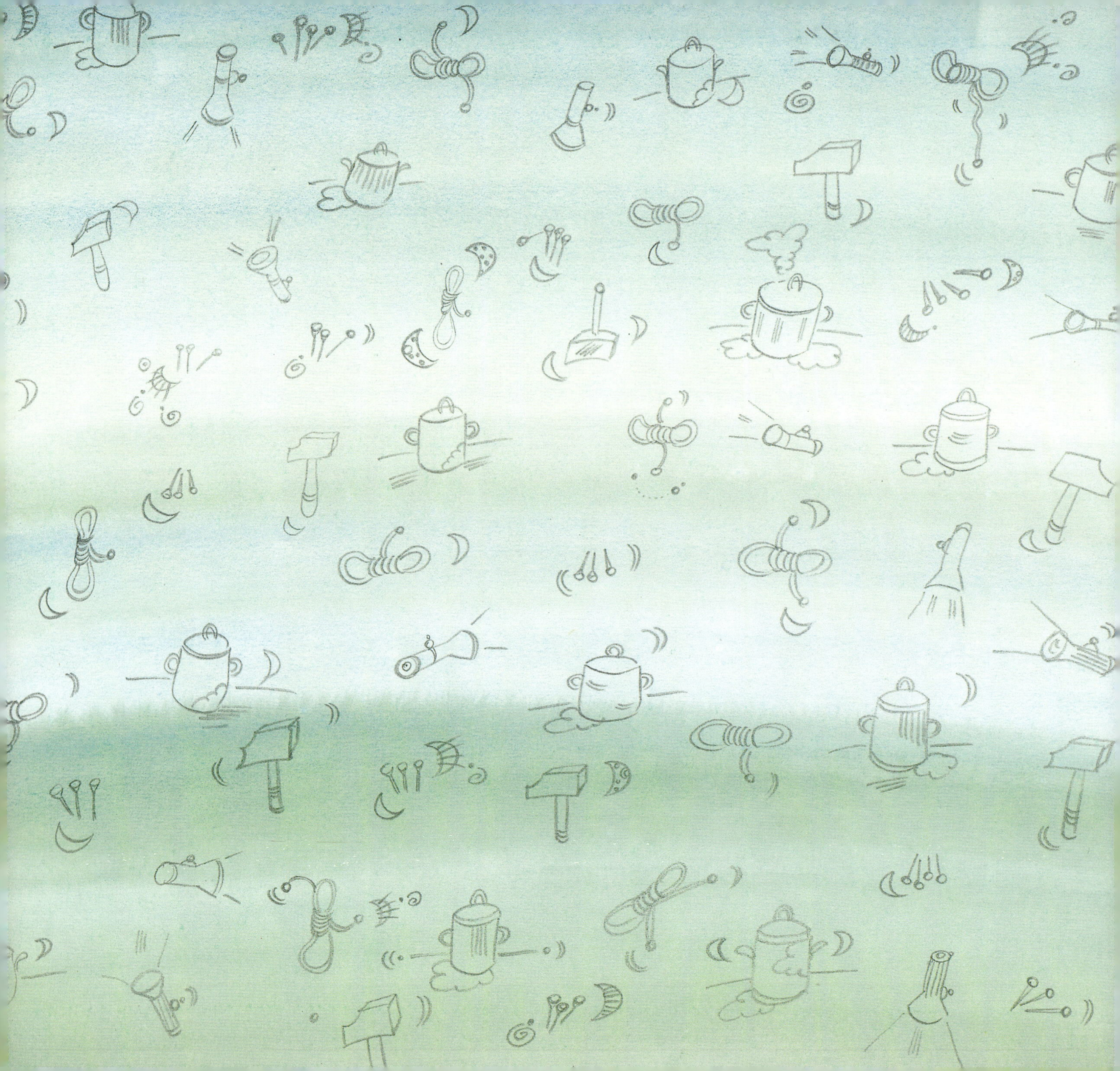